NOUVEAU SYSTÈME

DE

PROTHÈSE DENTAIRE

DE L'IMPRIMERIE DE CRAPELET
RUE DE VAUGIRARD, 9

UN MOT

SUR LE NOUVEAU SYSTÈME

DE

PROTHÈSE DENTAIRE

ET SUR

LES DENTS ET DENTIERS ANGLAIS

DE J. B. GEORGE

DENTISTE

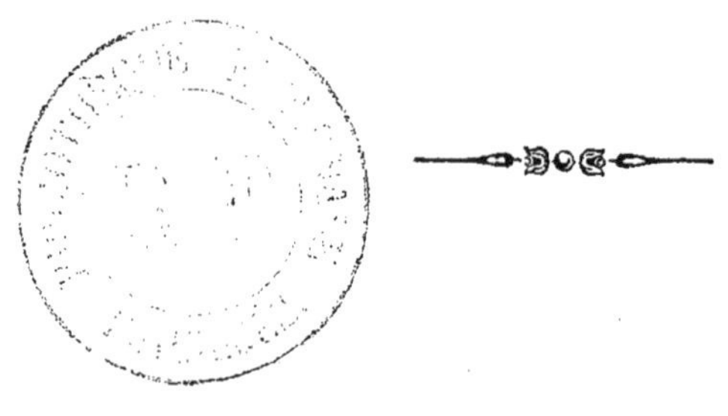

PARIS

CHEZ L'AUTEUR, RUE DE RIVOLI, 36

ET CHEZ H. MANDEVILLE, LIBRAIRE-ÉDITEUR

RUE VIVIENNE, 42

1849

NOUVEAU SYSTÈME

DE

PROTHÈSE DENTAIRE

FONDÉ SUR L'ACTION

DE L'ATTRACTION MOLÉCULAIRE ET ADHÉSIVE.

De tous les maux physiques dont l'homme est tourmenté, il n'en est point de plus fréquents et de plus attristants que ceux qui proviennent de la décomposition et de la perte prématurée des dents.

La bonne conformation et la solidité de ces ostéides, que la nature nous a donnés pour la trituration de nos aliments et pour l'embellissement du visage, sont un des indices les plus infaillibles d'une saine constitution ; comme, d'un autre côté, la dégradation de leur émail, la carie de leur ivoire et l'exposition en conséquence de leur pulpe au contact des corps étrangers, sont une des plus grandes sources des misères de la condition humaine et empoisonnent la vie du malade par les souffrances locales qu'elles lui font éprouver, par les digestions laborieuses qu'elles entraînent à leur suite et par l'aspect disgracieux que leur destruction imprévue imprime à la physionomie.

Lord Byron prétend que la somme de souffrances et d'ennuis que l'homme endure à se faire journellement la barbe, est égale à celle de la femme dans le travail d'enfant ; nous dirons avec plus de vérité qu'en tenant compte de toutes les douleurs physiques et morales qu'occasionnent la carie des dents et ses suites, on arrivera à une somme de souffrances plus grande que celle qui résulte en général des opérations les plus graves et les plus pénibles de la chirurgie.

Malheureusement en présence de cette destruction spontanée des dents la médecine demeure impuissante; ses lotions et ses collutoires s'efforcent en vain d'étayer l'organe qui croule, et, après d'inutiles tentatives de conservation, elle est obligée d'appeler à son secours la prothèse ou mécanique dentaire, cette sœur cadette de la médecine proprement dite, qui cherche à réparer les maux que son aînée ne peut prévenir, à remplacer par des pièces factices les organes que la maladie fait disparaître, et à déguiser les difformités que la destruction des dents laisse toujours après elle.

Il n'est ainsi pas étonnant qu'un art d'une telle utilité intéresse à un si haut degré l'attention des familles, et il ne peut y avoir ni vanité, ni égoïsme de ma part en cherchant à faire connaître à mes confrères et au public les perfectionnements que je suis parvenu à y introduire, et les recherches auxquelles je me suis livré pour faire sortir cet art précieux des bornes de la vieille routine où depuis si longtemps il est resté stationnaire et immobile.

Il se peut que cette confiance de langage de la part d'un novateur étranger, qui leur est encore peu connu, semble à quelques-uns de mes lecteurs s'approcher de la témérité; mais grâce à l'esprit éclairé de notre siècle, les préjugés internationaux se dissipent; les efforts faits dans l'intérêt du bien-être général sont partout accueillis avec respect, et il est impossible que le juste sentiment d'orgueil que j'éprouve en voyant le beau résultat de mes pénibles recherches ne se trahisse pas, plus ou moins, dans mes expressions.

Réaliser l'application de « l'attraction moléculaire et adhésive » à la fixation des pièces artificielles dans la bouche, voilà le beau idéal de l'art; et le nouveau système de prothèse, que je suis si fier d'inaugurer, est un bienfait dont la société me saura gré; car il débarrasse pour toujours les personnes obligées de recourir au ministère du dentiste des graves inconvénients qui sont inséparables des moyens grossiers de fixation employés jusqu'ici.

Aucun pays n'a certainement contribué plus largement au progrès de la prothèse dentaire que la France, et il suffirait des travaux des Guillemain, des Fauchard et des Lafforgues pour en reconnaître la part immense dans l'état de perfection où se trouve aujourd'hui l'art de la prothèse. Mais s'il est juste de mettre en première ligne ces noms célèbres, il est également juste de tenir compte des glorieux travaux de leurs confrères d'outre-mer, des Fox, des Hunter, des Beddoes et de tant d'autres qui ont concouru avec eux à vaincre les difficultés que présente la profession et à résoudre les questions complexes et difficiles si fréquentes dans l'odontotechnie. Aujourd'hui que le mérite n'a plus de patrie exclusive et que les inventions ou découvertes utiles sont applaudies de quelque région qu'elles viennent, je ne crains pas d'éveiller de vieilles idées de jalousie, en portant dans un pays ami les fruits de mes investigations, et en invitant mes confrères et le public de cette grande capitale à examiner avec moi le nouveau système de prothèse dentaire auquel mes travaux ont si heureusement abouti.

Bien qu'élevé dans les savants préceptes des maîtres de l'art que je viens de nommer, et initié parfaitement aux procédés en usage dans les ateliers où se perfectionnent les pièces coûteuses de l'aristocratie britannique, je ne me suis jamais dissimulé les graves inconvénients des moyens que la prothèse habituelle emploie en France comme en Angleterre pour faire tenir dans la bouche les pièces artificielles qu'on veut y introduire. Il est, en effet, peu de médecins qui n'aient dû observer combien les stomatites sont fréquentes chez les personnes dont la bouche est encombrée de tous ces lourds et gênants appareils destinés à remédier à la perte de quelques dents. Peu de malades savent que la pièce artificielle qui flatte leur vanité, en dissimulant pendant quelques mois ou quelques années la perte d'une incisive ou d'une canine, finit par leur dégarnir entièrement la mâchoire, par l'ébranlement continuel qu'elle exerce sur les dents qui lui servent de support. Chez nos dentistes, même les plus en vogue aujourd'hui, et nous le disons à regret, ces moyens de fixation que nous condamnons, les ligatures et les crochets, sont encore en usage.

Quelques dentistes, plus amateurs de bruit que leurs voisins, ont cherché à se concilier la faveur du public en lui promettant la pose des dents sans avoir recours aux moyens vicieux de prothèse que nous venons de signaler. Mais tout le monde sait aujourd'hui que leurs promesses n'étaient qu'une captieuse illusion. Le mal qu'ils avaient promis de bannir n'a fait que changer de forme, et s'ils renoncent aux crochets et ligatures, c'est pour y substituer un agent destructeur non moins redoutable : ces chevilles de bois qui, insérées dans les parties latérales de la pièce, s'appuient sur les dents limitrophes entre lesquelles cette pièce est placée. Ces chevilles, par la pression latérale qu'elles exercent sur les dents saines, après avoir provoqué de cruelles douleurs et l'irritation chronique de la membrane alvéolo-dentaire, finissent par luxer et chasser de leurs alvéoles les dents qui leur servent de support. Le cruel moyen d'implanter des tiges ou pivots en métal dans les racines des vraies dents, préalablement perforées pour les recevoir, est justement condamné par les dentistes éminents de tous les pays, mais ce procédé barbare n'en est pas moins pratiqué très-fréquemment; il est souvent la source de maladies fort pénibles, et bien des personnes ne voient disparaître les abcès, la carie et la nécrose de l'os maxillaire, qu'en faisant enfin le sacrifice volontaire de la pièce factice qui leur avait coûté tant d'argent et tant de douleur.

En vérité, à ne considérer que la partie de la mécanique dentaire qui s'occupe de la fixation des dents, on ne peut que se demander en quoi consiste la supériorité vantée de l'odontotechnie moderne? car les ligatures métalliques et autres qui soulèvent aujourd'hui un blâme si énergique, en raison des dégâts qu'elles produisent, ont été connues de la plus haute antiquité.

Employées de bonne heure dans la patrie de Périclès et de la brillante Aspasie, elles passèrent ensuite dans le pays des Fabius et des Camille. On peut s'en convaincre en parcourant les commentaires de Hottman sur la loi des Douze Tables, et l'on sait que les dispositions principales de cette loi furent empruntées à la législation de la Grèce et rapportées à Rome par les décemvirs.

Les fausses dents de Lécania et d'Églé, contre lesquelles le mordant Martial décoche ses épigrammes, furent indubitablement tenues en place par les mêmes moyens. La dent d'or dont parle Ingolstetter ne peut avoir d'autre moyen d'attache; et Fauchard décrit longuement la manière d'enfiler et de faire tenir les fausses dents en les assujettissant par des ligatures aux dents saines.

Il est vrai que dans ces derniers temps, au lieu de faire passer le cordon du métal sur la face externe de l'arcade dentaire, on le remplace par une série d'anneaux brisés appliqués sur la face postérieure et dont les extrémités s'insèrent dans les espaces interdentaires.

Les pièces faites de la sorte sont un peu moins voyantes et moins grossières que les autres, mais elles n'en sont certainement pas moins nuisibles aux organes de la bouche. Les cahots imprimés à la plaque dans le travail de la mastication transmettent le mouvement aux arcs inflexibles qui ceignent les dents saines, et ces arcs, après avoir détruit l'union qui existe entre le tissu gengival et le collet des dents, finissent par ébranler ces dernières et les chasser des alvéoles dans lesquelles la nature les avait implantées.

Je renouvelle ainsi ma question : Quand il s'agit de la fixation des dents artificielles dans la bouche, en quoi consiste le progrès de la prothèse dentaire d'aujourd'hui?

Le mal, il est vrai, a changé de forme, mais ce mal n'a jamais cessé d'exister, et c'est une tache flagrante à l'honneur de la profession. Ce mal, généralement reconnu, ce vice radical de la prothèse, était pour moi, dès mes premiers pas dans la carrière de l'odontotechnie, un sujet continuel de préoccupation et de recherches, et c'est à trouver un moyen d'y remédier que j'ai consacré mes loisirs et mes veilles.

L'idée de faire tenir les pièces par succion, prônée avec emphase par quelques charlatans de la profession, n'était, comme je le savais fort bien, qu'une mystification. Personne n'ignore qu'il n'y a aucun rapport de ressemblance entre la face supérieure de la plaque odontophore et les cavités que présentent les flacons, les ventouses et la machine pneumatique où on peut produire les phénomènes de succion en y faisant le vide au moyen d'un piston, ou en raréfiant par la flamme l'air dont ils sont remplis. J'ai été frappé d'une idée de physique plus juste et d'une application autrement effective aux besoins de l'art, application victorieusement démontrée aujourd'hui et qui constitue le grand principe qui sert de base à mon nouveau système de prothèse dentaire.

J'avais remarqué, en poursuivant mes études

dans les cours scientifiques de la métropole, le phénomène extraordinaire connu sous le nom d'*adhésion moléculaire*, ou attraction à petite distance, qui forme un chapitre curieux dans tous les traités de physique moderne.

C'est cette force remarquable qui fait que les boules de liége qui flottent à la surface de l'eau se rapprochent en s'agglomérant, ou s'appliquent contre les parois du verre qui les renferme.

C'est à cette force qu'est dû le disque concave que présente la colonne aqueuse dans les tubes barométriques, et c'est en vertu d'elle que les molécules liquides luttent contre les efforts de la gravitation pour monter au long des parois du verre.

Les surfaces polies, intimement unies, deviennent souvent inséparables par l'action de cette force, comme cela arrive dans les grandes fabriques de porcelaine, etc. L'expérience suivante du célèbre Laplace ne laisse plus de doute à cet égard. Il suspendit au-dessous du plateau d'une balance une plaque ronde parfaitement polie, de manière à mettre la face inférieure de celle-ci partout en contact avec de l'eau. La force d'adhésion moléculaire établie entre les deux surfaces fut tellement grande que, pour séparer la plaque de l'eau, il fallut mettre dans le plateau opposé de la balance un contre-poids beaucoup plus considérable que celui qui aurait entraîné le poids de l'eau adhérente à la plaque.

On concevra facilement que déjà préoccupé comme je l'étais du soin de découvrir partout un moyen de débarrasser l'art des entraves qui l'enchaînaient au passé, je ne pus rester insensible à un fait aussi frappant, et je cherchai en effet à démontrer l'application de cette force mystérieuse aux besoins de la prothèse.

Mais il y a bien loin d'une conception, d'une idée, si juste qu'elle soit, à sa réduction en pratique. Après m'être convaincu que le phénomène de l'attraction moléculaire ou adhésive ne s'exerçait pas seulement entre quelques substances particulières, mais qu'il était l'expression d'une loi générale de la matière, je dus me dire et je me dis en effet : « Si la plaque qui supporte les dents a besoin de ligatures, de crochets et de chevilles de bois pour se tenir en place, c'est qu'elle est mal faite, c'est que la coaptation entre elle et le palais de la bouche n'est pas parfaite. Obtenons une coaptation parfaite, mettons les surfaces qui doivent être juxtaposées dans des conditions telles que l'attraction adhésive puisse s'exercer, et nous débarrassons pour toujours notre art et la bouche de nos malades de ces moyens de fixation désastreux, la source si abondante de torture et d'ennui. »

A partir de ce moment, je cessai d'errer dans le vague, j'avais un but devant moi, il ne s'agissait plus que de l'atteindre. Après mille essais infructueux, je reconnus l'impossibilité absolue d'arriver à une coaptation parfaite avec les procédés de prothèse employés jusqu'alors, et il me fallut en adopter de nouveaux.

Mes lecteurs comprendront d'eux-mêmes la gravité des difficultés que j'eus à surmonter, les mécomptes et les désappointements de mes premiers efforts; mais je ne me laissai pas décourager; je savais bien que :

Gutta cavat lapidem non vi, sed sæpe cadendo,

et je poursuivis avec une persévérance tenace le

cours de mes investigations. Pour donner une idée des difficultés qui hérissent la route de l'innovateur dans une branche quelconque des arts, je ne saurais mieux faire que citer les paroles d'un savant industriel, M. le docteur B...., qui dit en parlant de la fabrication des dents minérales : « Ce n'est pas tout d'apprendre par cœur la quantité de terres, d'oxydes et de matières colorantes qu'il faut malaxer ensemble pour avoir la pâte dont les dents se forment; ni le degré, ni la durée de la chaleur qu'exige leur cuisson. Avant de réussir, il faut se préparer à rencontrer bien des insuccès, bien des désappointements et à n'arriver au succès qu'après des sacrifices considérables de temps et d'argent. » Cette citation donnera une faible idée des peines et des difficultés que j'eus à vaincre avant de pouvoir atteindre le but que je m'étais proposé, avant de pouvoir opérer la grande révolution dans la prothèse dentaire que je viens si heureusement d'inaugurer.

Grâce cependant à ma ferme conviction que la puissance de l'attraction moléculaire et adhésive peut être mise au service de l'art, et grâce à la patience et à la persévérance que j'ai mises à poursuivre une idée, que tant d'autres auraient traitée de chimère, la mécanique dentaire va changer de face. Les dégradants appareils maintenus dans la bouche à l'aide de cordons, de crampons, de ligatures, de crochets, de pivots en métal et de chevilles de bois vont disparaître, et pour la première fois, depuis l'origine de l'odontotechnie, le dentiste fier de son art pourra assurer à ses clients que les pièces artificielles qu'il leur pose ne leur coûteront pas la chute des dents saines, et qu'ils ne seront plus exposés à voir se développer dans la bouche les stomatites, les aphthes, les abcès du tissu gengival, la consomption de la racine des dents, ni la carie et la nécrose des parois alvéolaires, suites si fréquentes de la pose des dents par les moyens vicieux actuellement en vigueur.

Le lecteur ordinaire ne pourrait guère me suivre dans les investigations minutieuses et dans les essais innombrables auxquels j'ai dû me livrer, pour arriver au brillant résultat qui couronne aujourd'hui mes laborieux efforts, et qui me dédommage de tant d'années de pénibles soins.

Tenir un compte plus exact des différents aspects que présente l'arcade dentaire des malades; remplacer l'ancienne cire à empreinte par une composition nouvelle, qui donne avec plus de délicatesse les plus légères anfractuosités des gencives et des dents;

Changer complétement la nature des matières employées à la fabrication des moules et des empreintes destinés à l'estampage des plaques, voilà avec mille autres détails de ce genre, ce dont il fallait s'occuper avant tout. Mais c'est surtout la préparation de l'or, dont mes plaques se forment, qui exigeait de ma part d'innombrables recherches. Ce métal précieux, a été de tout temps accusé d'être trop ductile pour tous les besoins de la prothèse, quand il est absolument pur, et un peu de cupidité aidant, on a trouvé plus commode de n'employer que l'or de bijoutiers, c'est-à-dire un or falsifié par un quart de son poids de cuivre, métal des plus oxydables et des plus nuisibles à l'économie animale et qui présente, d'ailleurs, le défaut capital de ne pouvoir se mouler, à cause de son aigreur et de sa dureté, sur les sillons et les reliefs qu'offre la surface des gencives et de la voûte palatine.

Ce défaut, il est vrai, est peu signifiant pour ceux qui se contentent d'enchaîner leurs plaques au moyen d'agrafes métalliques ou de chevilles de bois aux dents saines de leurs malades. Mais le système à la fois prothétique et conservateur que je voulais établir ne pouvait comporter de pareils moyens. L'or pur, qu'on n'emploie pas sous prétexte de son excès de ductilité, n'a ce défaut que pour ceux qui ne veulent pas se donner la peine de préparer convenablement cette belle matière; car, soumis aux procédés de fusion, de refroidissement, de laminage et d'écrouissage dont mes nombreuses expériences m'ont enseigné l'efficacité, ce métal pur acquiert deux qualités précieuses que l'or cuivré de l'ancien système ne possède nullement. D'abord il se laisse appliquer avec la facilité d'un vernis et avec une précision admirable sur toute la surface du moule, qui représente la face palatine de la bouche; puis, par son immersion dans le bain que je lui prépare, il prend une fermeté et une résistance à la pression que sa fusion avec des matières cuivreuses ne saurait jamais lui communiquer.

Pour juger de l'importance de ce résultat sous un autre point de vue, nous pourrions invoquer le témoignage du savant professeur O..... Nous nous bornerons à citer les paroles de M. P.... G.... dans ses excellents commentaires sur l'ouvrage de Maury : « Les plaques (de l'ancien système), dit M. G...., composées de plusieurs métaux, à cause des alliages et des soudures qu'elles contiennent, produisent, par leur contact avec les parties vivantes, une irritation vive et une douloureuse sensation de fourmillement. Cette *irritation galvanique* est tellement forte, qu'elle nécessite souvent l'enlèvement de l'appareil pour pouvoir dissiper les graves accidents qu'elle produit au moyen de gargarismes et de collutoires. »

Ajoutons à cet aveu de la part d'un dentiste consciencieux, les maux dépendants des dentiers de l'ancien système, auxquels j'ai déjà fait allusion, et les amis des sciences, mes confrères et le public me sauront peut-être quelque gré de mon nouveau système de plaques adhésives, qui est applicable dans presque tous les cas, à une seule dent comme à seize, et qui permet de recourir au secours de la prothèse, sans se voir condamné à porter pour la vie ces ignobles instruments de torture, ces batteries galvaniques, qui, jusqu'à ce jour, ont déshonoré la mécanique dentaire.

Mon nouveau système de prothèse dentaire, basé sur le grand principe de l'*attraction moléculaire et adhésive*, ne laisse rien à désirer.

Les plaques s'adaptent avec une précision si juste aux inégalités de la voûte palatine, qu'aucun effort de la mastication ne peut les déplacer; et bien qu'elles se mettent avec une facilité extrême, le malade lui-même ne peut les ôter qu'en les touchant dans un certain endroit que j'ai toujours soin d'indiquer à mes clients. Dépourvues d'appendices, elles ne s'appuient pas sur les autres dents, et conséquemment ne peuvent y nuire. Ajoutons à cela que par l'union intime de la plaque avec la surface du palais, les particules alimentaires ne peuvent pénétrer entre elles, et la bouche est ainsi exempte de ces vapeurs fétides que ces particules, en se corrompant, dégagent de dessous les plaques de l'ancien système.

Je n'ai parlé jusqu'ici que de l'*or pur* pour la fabrication de mes plaques adhésives; mais quelle que soit ma prédilection en faveur de cette belle matière, je suis loin de nier la grande utilité du *platine* en certains cas, et surtout quand il est parfaitement purifié et préparé par les procédés convenables. L'*hippopotame* aussi, auquel quelques dentistes ont donné des noms ridicules, peut rendre de grands services quand il est bien choisi Cependant je ne garantis jamais à mes clients que les pièces faites de cette matière conservent leur blancheur et leur solidité plus de deux ans.

Un des dentistes les plus respectés de l'ancien système reproche avec justice aux dents minérales plates, opaques et à crampons dont on se sert trop à Paris, la nécessité où l'on est de les exposer à de nouveaux coups de feu pour les monter dans les plaques auxquelles on les soude.

Le défaut qu'il leur reproche en est un des moins nombreux dont on pourrait les accuser, et il y a longtemps que je les ai totalement rejetées de ma pratique.

Les belles dents diaphanes et indestructibles dont je me sers, et qui de forme et de composition sont si différentes de celles dont je viens de parler, sont parfaitement exemptes des défauts qu'on reproche à juste titre à ces dernières; et ce qui plus est, la facilité avec laquelle on peut les monter *une à une* sur leur plaque permet de leur donner un arrangement plus régulier et plus harmonieux que celui qu'on fait prendre aux dents plates de l'ancien système. Rien de plus vivant, de plus naturel, de plus beau que l'aspect d'un ratelier de ces belles dents, et les quatorze nuances différentes de mon assortiment me permettent d'adapter si exactement le teint de mes dents à celui des dents saines, que l'œil le plus exercé ne saurait découvrir la plus légère différence entre elles.

Ce que je viens de dire à l'égard de mes nouvelles dents est également applicable à mes gencives artificielles, dont la belle teinte rose inaltérable contraste de la manière la plus admirable avec l'éclatante blancheur de mes dents.

Il est presque superflu de dire qu'avec les dents et les dentiers indestructibles que je confectionne d'après mon nouveau système de prothèse, la mastication des substances les plus dures s'opère d'une manière parfaite, le timbre de la voix se perfectionne, et l'articulation des sons et des syllabes linguo et labio-dentales, se fait avec une netteté et une pureté des plus remarquables.

Tels sont quelques-uns des avantages du nouveau système de prothèse que j'ai fondé après tant d'années de laborieuses investigations. Il s'étend déjà rapidement parmi les sommités de la profession de l'autre côté du détroit, et, une fois connu en France, il fera reléguer parmi les antiquailles du passé de l'art les appareils compliqués, lourds et malfaisants auxquels on a été obligé d'avoir recours jusqu'aujourd'hui.

J'ai banni de mon cabinet ces tristes amalgames ou pâtes mercurielles dont presque tous les dentistes d'aujourd'hui ne craignent pas de plomber les dents de leurs malades, bien qu'ils sachent que non-seulement ils noircissent et dégradent les dents, mais, comme le dit bien un de mes confrères, que la conséquence inévitable d'un pareil plombage est une vive inflammation de la périoste de l'alvéole.

Ajoutons à ce que nous venons de dire que mes nouvelles plaques adhésives rendent complétement inutiles ces pénibles opérations d'extraction des racines, de limer les dents, etc., etc., si communes chez nos dentistes du jour.

Je suis arrivé au terme de la tâche que je m'étais imposée. Mais je ne saurais quitter cet écrit sans exprimer ma vive reconnaissance de l'accueil flatteur que mes travaux (alors qu'ils n'étaient connus que sous le nom de dents et dentiers anglais) ont reçu du public éclairé de cette grande capitale. Mon zèle à introduire des améliorations dans toutes les parties d'un art qui intéresse de si près toutes les classes de la société, ne se ralentira pas, et je redoublerai d'efforts pour mériter de plus en plus les faveurs dont on a bien voulu m'honorer.

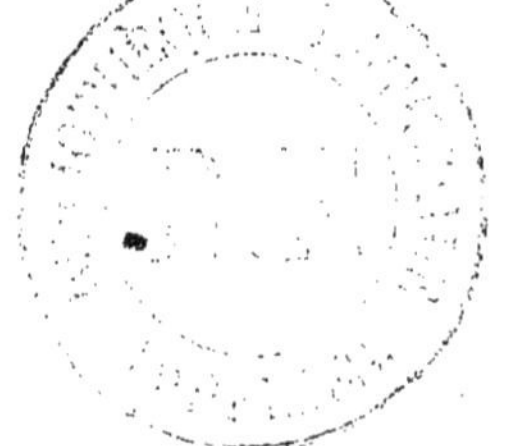

J. B. George.
Rue de Rivoli, 36.

www.ingramcontent.com/pod-product-compliance
Ingram Content Group UK Ltd.
Pitfield, Milton Keynes, MK11 3LW, UK
UKHW021202230726
13926UKWH00001B/248